PRÉCIS

DE

LA GUÉRISON DE LA MORVE

CHRONIQUE, TUBERCULEUSE

DU CHEVAL.

PRÉCIS

DE

LA GUÉRISON DE LA MORVE

CHRONIQUE TUBERCULEUSE

DU CHEVAL,

Résultat de quarante années d'expériences opiniâtrement suivies, quoique coûteuses, et d'études approfondies sur cette matière,

PAR J.-F. SAGE,

Vétérinaire des Haras au Dépôt impérial d'Etalons d'Aurillac,

Membre de plusieurs Sociétés scientifiques.

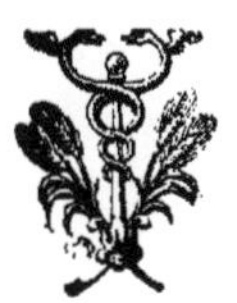

AURILLAC,

IMPRIMERIE DE Vᵉ PICUT ET BONNET, IMPRIMEURS DE LA PRÉFECTURE.

—

1855.

PRÉCIS
DE
LA GUÉRISON DE LA MORVE
CHRONIQUE, TUBERCULEUSE
DU CHEVAL,

RÉSULTAT DE QUARANTE ANNÉES D'EXPÉRIENCES OPINIATREMENT SUIVIES, QUOIQUE COUTEUSES, ET D'ÉTUDES APPROFONDIES SUR CETTE MATIÈRE.

CHAPITRE 1er.

Avant d'entrer dans la question scientifique sur un sujet aussi grave, je dois à l'avance mettre le lecteur au courant des motifs qui m'ont poussé vers cette longue recherche; alors, seulement, il pourra juger sainement.

Premier Motif.

Depuis mon séjour à l'école impériale vétérinaire de Lyon, il y a de cela quarante et quelques années, j'avais toujours fort bien jugé que cette maladie resterait fort longtemps encore le plus grand et le plus redoutable écueil de la médecine vétérinaire, et que celui qui, par ses études pratiques et des expériences suivies avec fruit, trouverait le moyen de la guérir, rendrait un éminent service à sa patrie, au point de vue de l'industrie générale hippique, tout aussi bien qu'à l'armée ; car il existe encore, au moment même où j'écris, certain régiment de cavalerie qui, depuis fort longtemps, ne peut s'en débarrasser, malgré plusieurs changements de garnison.

Quelles en sont donc les causes ?

Cela tient-il à la provenance des chevaux, à leur mode d'élevage chez les propriétaires qui les ont vu naître, aux divers changements imprimés sur leur économie, lorsqu'ils quittent leurs premiers maîtres pour entrer dans l'armée, à une hygiène qui ne leur est peut-être pas tout-à-fait applicable ?

Je ne suis pas appelé à le déduire ici ; mais il doit exister là, à mon avis, un vice radical qu'on ne saurait avantageusement contester en présence de l'évidence.

Comme on le voit, cette question a bien valu de tous temps, et vaut encore bien aujourd'hui même la peine d'être sérieusement étudiée et résolue, si faire se peut.

Tel a été mon premier but.

Deuxième Motif.

Mes longs travaux, comme mes coûteuses expériences, tendaient, d'un autre côté, à obtenir une prime qui, m'avait-on toujours dit au ministère de la guerre, avait été offerte par S. M. Napoléon 1er, à celui qui trouverait les moyens de débarrasser la France et l'armée de ce fléau dévastateur.

Cette offre est-elle réelle ? je l'ignore totalement ; m'a-t-on trompé à ce ministère ? je l'ignore encore ; toujours est-il que je n'en ai pas moins constamment travaillé quand même à la poursuite de cette haute question nationale.

Troisième Motif.

Découragé et surtout dégoûté sur la fin de ma carrière, en voyant l'abandon dans lequel on laissait une question d'une si haute importance, malgré les succès bien constatés que j'avais moi-même obtenus par les moyens que j'indique plus loin, j'avoue ici avec franchise que je n'au-jamais mis ce document au jour si, dans le mois de février 1854, en parcourant le *Recueil de médecine vétérinaire*, journal mensuel rédigé et publié avec le concours des directeur et professeurs de l'école vétérinaire d'Alfort (leurs noms étant en tête de la brochure), je n'y avais lu dans le numéro de janvier 1854, page 61, l'avis et l'aveu plus que surprenants qui suivent :

1° Il y est consigné (c'est un professeur de l'école d'Alfort qui parle au sein de la société) :

« Nous pensons que tout vétérinaire instruit, lorsque » la morve existe, doit conseiller l'abattage des animaux. »

Comme on le voit, c'est un avis collectif.

Cet avis m'indigna profondément, par la juste raison que je ne vois nulle part établi qu'il soit nécessaire de posséder, ni une vaste érudition, ni une vaste science, pour accoucher d'un semblable conseil. Je suis au contraire très-fondé à croire que ceux qui ont osé le donner, n'ont assurément, à un haut degré, ni l'une ni l'autre de ces deux rares et précieuses qualités, puisque par là leur impuissance absolue sur cette grave question se trouve complètement déclinée, ne sachant reconnaître cette maladie qu'à ce moment suprême...... celui de la mort.

Plus loin l'on verra que j'ai raison et combien je suis fondé.

2° Toujours à la même page 61, on lit l'aveu bien formel ainsi exprimé :

(C'est toujours le même qui parle.)

« Nous ne sommes donc pas plus avancés aujourd'hui » que nous ne l'étions autrefois, à l'égard du traitement » de cette redoutable maladie. » (Comme on le voit, c'est un aveu collectif.)

Voilà qui est clair et précis; voilà leur impuissance avérée; voilà pour la première fois au moins de la franchise.

J'avoue, à mon tour, que je suis loin et bien loin de leur en savoir gré, parce qu'elle est...... forcée.

Eh bien! qu'on le remarque avec soin, cette franchise disparaîtra bientôt comme un fantôme, à mon égard (et j'en ai à l'avance la plus intime conviction), lorsque j'aurai tout dit sur cette maladie, lorsque surtout je leur aurai appris :

1° A la reconnaître de prime abord, alors qu'elle est curable, ce qu'ils ignorent, puisqu'ils l'avouent;

2° A la guérir par mes moyens, ce qu'ils ignorent également : leur aveu est encore là.

Je le sais, ils n'oseront, ni ne voudront se désavouer, pour ne pas se déjuger de si tôt et en si peu de temps; mais ce sera là un tort de plus qu'ils assumeront sur leur conscience, et que mes collègues praticiens, plus avancés sur ce point que les écoles elles-mêmes, jugeront impartialement, j'en ai l'assurance.

Qui ignore, du reste, que tout ce qui ne sort pas des écoles ne vaut rien à leurs yeux? Tout le monde ne le sait malheureusement que trop.

Un peu plus loin, nous verrons avec chagrin ce qu'a tristement produit l'opinion de certain corps de ces savants.

Mais ce qui surprendra surtout étrangement bien du monde, c'est qu'après avoir donné un tel conseil, formulé un pareil aveu et avoir ainsi publié leur impuissance totale contre cette maladie, ces mêmes hommes se trouvent être appelés aujourd'hui à donner leur opinion sur la valeur de mon travail sur cette affection, travail que je viens loyalement offrir à mon pays, dans un but louable et utile tout à la fois.

On peut donc présumer à l'avance le sort qui lui sera réservé par eux, attendu qu'il a le double malheur de leur porter ombrage et de ne pas sortir de leur sein.

Mais qu'ils l'accueillent ou qu'ils le dénigrent, peu m'importe, je n'y tiens pas; et ce qui ne sera pas bon pour eux, n'en aura pas moins une grande valeur pour la France.

Or, j'avoue avec peine que si toutes les hautes questions scientifiques étaient ainsi traitées et toisées par l'incompétence aussi publiquement avérée, ce serait là une calamité publique désespérante, à laquelle il conviendrait d'apporter remède. A mon avis, comme à celui de tous les hommes doués d'une saine logique, les *théoriciens*, quelque élevée que fût leur position comme leur science, ne devraient, dans aucun cas, être appelés à juger des questions toutes pratiques, parce que leur étant totalement étrangères, ils ne sauraient ni les comprendre ni les apprécier justement; que leur jugement, quelque erronné qu'il soit, n'en fait pas moins malheureusement toujours force de loi et peut, tout en nuisant aux praticiens qui les présentent, devenir encore fatal à tout un pays; et pour preuve :

Qui ne se rappelle la découverte de la force motrice de la vapeur?

Qui ne se rappelle encore que les savants *théoriciens de l'Académie des sciences*, consultés par S. M. Napoléon Ier sur le parti qu'on pouvait en tirer, déclarèrent unanimement que c'était le rêve d'un cerveau creux, inapplicable partout, et lui fit ainsi perdre par leur incurie cette immense ressource.

Que n'eût pas fait alors ce grand homme, secondé par une telle puissance!

Mais FULTON, par sa science pratique, leur prouva plus tard le néant de toutes leurs arguties théoriques, et dota l'univers de cette précieuse découverte.

Voilà pourtant un fait accompli à la face du monde entier, fait qui aurait dû logiquement porter le plus grand coup d'assommoir à la prétentieuse et impuissante secte des *théoriciens*, en l'élaguant à jamais de toutes les questions graves; mais il n'en est encore rien aujourd'hui même, ce qui conduit à la conclusion fâcheuse qu'il est permis néanmoins d'exprimer, parce qu'elle est vraie : c'est que le caractère français est, par sa légèreté, trop mobile pour pouvoir s'arrêter au sérieux. C'est là un malheur national ou bien je ne m'y connais pas.

La question que je présente ici aujourd'hui est certainement bien infime à côté de la précédente ; mais personne n'oserait contester, sans outrager la vérité, qu'elle ne soit d'une portée immense pour les intérêts matériels de la France, au point de vue de l'industrie générale chevaline dont cette même France aura toujours un si grand besoin ; et l'on en sentirait d'autant plus l'impérieuse nécessité, que si, dans un moment donné (ce qui est déjà arrivé), l'étranger venait à nous fermer ses portes ; et nous trouvant par là réduits à nos seules ressources, nous serions bien alors forcés, quand même, de tâcher au moins de conserver ce que nous possédons, ne pouvant l'augmenter.

Si l'on veut encore des preuves irrécusables de l'infériorité et de l'impuissance de la *théorie* contre toute pratique logiquement raisonnée, en voici deux exemples récents qui, justement, ont encore bien leur place ici.

Lorsque, dans ces derniers temps, plusieurs départements de la France étaient plongés dans la plus profonde désolation causée par une épizootie meurtrière sur l'espèce bovine, M. le ministre de l'agriculture et du commerce avait, dans sa profonde et louable sollicitude pour les contrées frappées par ce fléau destructeur, désigné et envoyé des savants pris dans le sein des écoles *théoriques vétérinaires*, pour étudier cette maladie, tâcher d'y remédier et d'arrêter sa marche constamment envahissante.

Qu'en résulta-t-il ? je vais vous le dire :

1° L'un, à la suite de ses excursions, composa un ouvrage (fort bien écrit du reste) sur cette maladie, dans lequel il indiquait au moins un traitement, et ce n'est pas sa faute s'il n'a pas convenu aux malades. A celui-là, on lui doit certainement de la reconnaissance.

2° Mais un autre, plus adroit que celui qui précède, vient pendant deux années consécutives visiter notre département; il questionne longuement tous les propriétaires de bestiaux frappés par la maladie, ainsi que tous les vétérinaires des divers parages où elle sévissait; et lorsqu'il a terminé sa récolte de renseignements de part et d'autre, craignant assurément de s'enferrer s'il proposait un traitement à suivre, il n'en indique aucun à personne et il part, laissant ainsi les Auvergnats tout ébahis attendre toujours de lui la chute de la manne scientifique qui devait guérir tous les bestiaux, mais qui ne tomba jamais; et la maladie continua ses ravages après comme avant ses visites, jusqu'à extinction totale du miasme pestilentiel qui la produisait.

Pour preuve de ce que j'avance, j'en appelle à tous les propriétaires, ainsi qu'à tous les vétérinaires de mon département, sans exception d'un seul de part et d'autre et sans crainte non plus d'être contredit par personne.

Un peu plus tard, il adresse à M. le ministre un rapport que nous avons sous les yeux, sur ce qu'il avait vu en Auvergne, et il raconte sa pérégrination à travers nos montagnes, comme on le fait généralement d'un voyage en Suisse, en Italie ou ailleurs; mais il n'y est nullement question d'aucun traitement sur la maladie qu'il était venu étudier ou combattre.

Comme on le voit, je parle encore par des faits accomplis.

Là je m'arrête, car je ne tarirais pas de citations si elles ne devaient pas m'éloigner de mon sujet.

Or, dans cet état de choses, notre pays tout entier doit une profonde reconnaissance à M. le ministre de l'agriculture, et il a dû le remercier de ses généreuses et pures intentions à son égard, malgré qu'elles n'aient pu être remplies à la satisfaction de personne.

Quant à nous, pauvres Auvergnats, si nous n'avons pu rien gagner à la présence de son envoyé dans nos parages, nous avons eu au moins la satisfaction de voir comment sont faits les savants.

Je prie surtout de croire qu'en m'exprimant ainsi, je n'ai nullement l'intention d'offenser ni de blesser personne; je n'ai voulu dire que la vérité.

Eh bien! le croira-t-on encore, ces mêmes hommes seront néanmoins appelés, à la fin de 1856, à juger la valeur des moyens thérapeutiques consignés dans les mémoires envoyés par les vétérinaires praticiens des départements, au concours du prix de dix mille francs qui a été proposé en 1851 par M. le ministre de l'agriculture et du commerce, sur les meilleurs moyens curatifs à opposer à cette maladie, et leur jugement, croyez-le bien, restera souverain. Conclusion déplorable ! ! !

Mais bientôt les praticiens des départements, mieux avisés sans doute sur leurs propres intérêts, cesseront tout-à-coup et ensemble d'envoyer leurs observations pratiques aux écoles de *théorie* qui, sans droits acquis, se permettent parfois de les régenter injustement; alors, réduites à leurs minces ressources, il ne leur sera plus permis de bénéficier sur les matériaux empruntés à autrui; ce qui pourrait arriver.

CHAPITRE II.

J'entre en matière :

La morve chronique du cheval, comme je l'ai publié depuis longues années déjà, est une maladie générale, résultant de l'appauvrissement du sang, de nature tuberculeuse en principe et scrofuleuse en définitive par sa localisation, puisqu'elle détruit jusqu'aux os même.

Je ne suivrai pas dans l'exposé de ce travail la méthode ordinairement en usage pour la description des diverses maladies ; celle dont je viens m'occuper ici a été si faussement dépeinte et professée jusqu'à ces derniers temps ; ces leçons ont si généralement répandu la confusion et l'erreur, que de tous les coins de la France et d'une grande partie de l'Europe on a crié et cru à son incurabilité comme à sa contagion ; et cela, sur le dire d'une demi-douzaine d'individus qui, de leur seule volonté, se sont tout modestement accommodés du titre générique et grandiose, de..... *science*, alors que leurs propres aveux confirment publiquement qu'ils n'entendent goutte à la question que je traite. *(Eis tenebræ sunt.)*

Voilà la science.

Mais que personne n'aille pas s'y tromper; car celui qui bavarde le plus et qui surtout crie le plus haut, est toujours celui qui est réputé le plus savant, à travers ces gens-là, dans toutes leurs réunions.

Néant des vanités humaines !
Savants encore au berceau !

Les leçons du professeur Gohier, et de tant d'autres encore en même temps que lui et après lui, sont là pour en attester.

Ces messieurs la jugeaient une maladie locale et exclusive des voies nasales, sans se douter nullement que ce qu'ils considéraient ainsi, n'était autre chose que les effets locaux d'une affection générale plus grave et plns éminemment placée.

C'est pour détruire toutes ces erreurs que, le premier, j'avais déjà signalées en 1816, et dont on ne voulut pas tenir compte alors ;

C'est pour qu'on sorte enfin de ce cahos inextricable, où est encore plongée la *science théorique* et pour la réfuter complètement sur tout ce qu'elle a avancé sur cette affection, que j'écris aujourd'hui ces quelques lignes, où se trouvera loyalement consignée toute la vérité en ce qui la concerne.

Je dirai par conséquent, sans crainte d'être démenti par personne, que depuis près d'un siècle, toute la *science théorique* des écoles vétérinaires de l'Europe n'a pas fait faire un pas sérieux vers la solution de cette grave question, au point de vue de guérison.

Pour corroborer la vérité de ce que je consigne ici, j'en appelle au *Recueil de médecine vétérinaire* des écoles, numéro de janvier 1854, page 61. On y verra où elles en sont logées encore au moment même.

A la longue pratique expérimentale et opiniâtre, devait tout naturellement advenir ce lot.....

Pouvait-il donc en être autrement?

Assurément non.

Comment était-il possible, en effet, qu'on pût attaquer sérieusement et parvenir à guérir une maladie dont on gnorait d'abord la véritable nature, tout aussi bien que son siége spécial, et dont on ne voulait, *quand même*, reconnaître l'existence avérée qu'au moment où il était tout modestement question d'ouvrir la fosse pour y déposer le malade?

Je l'avoue avec peine:

A qui la faute s'il en est encore ainsi aujourd'hui même?

Comme tout le monde peut le deviner, on trouvera bon sans doute que je m'abstienne d'en déduire les raisons, par égards dus à de très-honorables collègues qui, j'ai tout lieu de le croîre, doivent être tout aussi désireux que moi de voir arriver la solution d'une question si longtemps controversée par les diverses opinion émises à son sujet, tant par les anciens hippiatres que par nos contemporains encore, attendu qu'elle est d'une portée immense au point de vue des intérêts matériels de la France:

1° Du trésor, eu égard à plus de cinquante mille chevaux que possède l'armée, tant en France qu'en Algérie, ou ailleurs;

2° Des haras, qui en ont souvent d'un prix très-élevé et qu'on ne saurait souvent remplacer, même au prix de sommes énormes;

3° De l'industrie générale, qui en possède un nombre

bien plus considérable encore, et parmi lesquels il en existe aussi beaucoup d'une très-grande valeur.

Or donc, je le demande à tout le monde, est-il nécessaire et surtout est-il rationnel de la part de la *science*, pour reconnaître l'existence d'une affection si meurtrière que l'est la morve chronique du cheval et chercher conséquemment à la guérir, que les derniers symptômes qui complètent son hideux cortége et qui caractérisent sa dernière phase d'incurabilité, soient tous en présence et profondément dessinés ?

Belle science ma foi que celle-là, puisqu'elle est alors à la fois frappée d'impuissance, de nullité et de mort ! (*Recueil de médecine vétérinaire*, numéro de janvier **1854**, page **61**.)

Mais je le nie hautement et toujours avec juste raison, attendu qu'il existe des moyens certains de la reconnaître parfaitement et de la distinguer de toutes les maladies avec lesquelles on la confond journellement, et surtout avant et bien longtemps avant qu'elle ait atteint son état d'incurabilité.

Je vais tâcher d'en démontrer les preuves :

Voyons un peu la nomenclature à-peu-près totale des diverses maladies qui provoquent le jettage par les naseaux du cheval, précédé, accompagné et suivi du glandage dans l'espace inter-maxillaire, et quelques-unes d'errosions, quelquefois même d'ulcérations sur les pituitaires ; il y aura peut être alors moyen de se comprendre ; mais dans tous les cas faut-il encore rester toujours conséquent et véridique.

Ne voulant faire figurer ici que les maladies spéciales, je ne m'occuperai pas de quelques jettages par les naseaux, provoqués par des coups portés sur ces parties ou sur la tête, pas plus que de ceux qui sont souvent la conséquence de la carrie sur quelques points de la machoire supérieure ou de quelques molaires, reconnaissant, pour l'ordinaire, des causes analogues et que tout le monde peut justement apprécier puisque c'est patent.

Je dirai donc en parlant des maladies spéciales, que plusieurs affections générales ou particulières peuvent donner lieu aux phénomènes morbides qui précèdent, et les voici :

1° Un *corryza*, quelle que soit sa nature.

1° Une *angine laryngée* aiguë ou chronique ou gangréneuse.

3° Une *angine pharyngée* aiguë ou chronique ou gangréneuse.

4° Une *angine gutturale*, réunion des deux précédentes, quelle que soit sa nature.

5° Une *angine trachéale* simple ou compliquée, quelle que soit sa nature.

6° Une *phthisie laryngée* non décrite chez le cheval, mais que nous connaissons très-bien.

7° Une *phthisie laryngée* et *trachéale*, pas plus décrite que la précédente et que nous avons parfaitement observée dans notre pratique.

8° Une *phthisie pharyngée*, non décrite encore chez le cheval, mais que nous connaissons également bien.

Nota. — Ces trois dernières maladies sont très-souvent suivies de constitution cancéreuse de ces organes.

9° Une *bronchite* aiguë ou chronique. (Catarrhe pulmonaire.)

10° Une *pneumonie* aiguë ou chronique ou gangréneuse.

11° Une *pleuro-pneumonie* aiguë ou chronique ou gangréneuse.

12° La maladie décrite par le professeur Gohier, sous le nom de *mal de tête de contagion* qui, à mon avis, n'est autre chose qu'un véritable *corryza* gangréneux.

13° L'*ozène*, fort rare, mais fort bien décrit par M. Hurtrel-d'Arboval.

14° La *phthisie pulmonaire*

15° Une maladie générale, spéciale, heureusement fort rare, car elle est constamment mortelle, ne ressemblant nullement à aucune des affections que je viens de citer et que les *théoriciens* de l'époque ont osé si injudicieusement nommer *morve aiguë*, assurément pour faire un ridicule pendant à la morve chronique, alors que ces maladies n'ont entr'elles aucune identité.

Celle-ci peut se développer spontanément, sans causes bien avérées, comme aussi terminer, dans certains cas et dans certaines conditions, la morve chronique de vieille date, et c'est sans doute pour cette raison que, dans son numéro de janvier 1854, page 61, la *science* dit avoir démontré que la morve chronique peut, d'un moment à l'autre, passer à l'état de *morve aiguë*.

Cette même *science*, qui n'apprend rien à personne au sujet de cette terminaison fort rare de la morve chronique, aurait mieux fait d'indiquer à quels signes précurseurs et à quels symptômes positifs on devait aisément reconnaître à l'avance cette transformation; mais elle a préféré s'abstenir par des raisons que nous apprécions très-bien.. ... aussi ne lui dirons-nous pas merci.

Mais je le demande encore à tout le monde, comment peut-il entrer dans la tête d'hommes appelés à raisonner, qu'il soit possible d'admettre qu'une maladie qui, depuis son début jusqu'à sa terminaison toujours très-prochaine, ne démontre partout et constamment pendant toute sa durée, sans interruption aucune, que le travail gradué, d'instants en instants, de la décomposition totale de tout l'organisme général par putréfaction et gangrène, puisse être déclarée maladie aiguë, sans offenser la raison, l'évidence et la vérité.

C'est tout comme si, en médecine humaine, un homme profondément scrofuleux, touchant à sa fin prochaine, parce que tout se décompose dans son organisme général, quelqu'un osait dire que sa maladie passe à l'état aigu, alors que les angoisses, préludes de la mort, auxquelles ce malheureux se trouve en proie, provoquent seules, le tumulte général et cette acerbation qu'on apprécie, et qui, en définitive, ne sont autre chose qu'une conséquence forcée d'un état et d'une position désespérés.

Quelle énorme différence entre cet état de choses et l'aiguité!

Pour mon compte, j'affirme que toute la médecine humaine réunie n'accepterait jamais un pareil paradoxe, alors que c'est pourtant celui que la docte *science* des écoles de *théorie* a osé infliger à la prétendue morve aiguë..... elle aurait mieux fait de dire morve gangréneuse, parce qu'ella aurait dit vrai.

A d'autres pour cette question, s'il vous plaît, sur laquelle la *science* n'est pas mieux ferrée que sur la morve chronique.

J'ajouterai dans tous les cas que cette maladie est par sa nature et dès son origine, gangréneuse, contagieuse du cheval au cheval, quelquefois même du cheval à l'homme, et que, dans les deux espèces, elle est constamment et assez promptement mortelle; mais que la morve chronique ne fut jamais contagieuse comme nous le verrons plus loin clairement établi.

Eh bien! je le demande à mes collègues réunis : que se passe-t-il dans toutes les diverses maladies que je viens d'énumérer?

N'ont-elles pas toutes leur cachet spécial? N'ont-elles pas toutes des symptômes spéciaux encore qui les caractérisent, qui les distinguent les unes des autres et qui les font reconnaître positivement toutes? Est-ce qu'elles ne sont pas toutes également précédées, accompagnées et suivies de mouvements fébriles appréciables, et d'autant mieux saisissables, que ces affections sont plus ou moins graves et intenses; que le pouls, l'état des muqueuses apparentes et tant d'autres signes indiquent? Ne débutent-elles pas toutes par la tristesse, l'abattement, quelquefois même l'anxiété, souvent même encore prostration des forces motrices et autres? N'y a-t-il pas dégoût, inappétence, refus d'aliments de toute nature, souvent même impossibilité d'en prendre d'aucune espèce? N'y a-t-il pas difficulté plus ou moins grande de respirer et souvent aussi impossibilité d'avaler? N'y a-t-il pas trouble partiel ou général des diverses fonctions ? N'y a-t-il pas inflammation locale ou générale ? N'y a-t-il pas toux de diverses natures ? N'y a-t-il pas chaleur de la peau et du front surtout, dans beaucoup de cas ? N'y a-t-il pas également chaleur et douleur à la gorge ? N'y a-t-il pas douleur très-appréciable de la poitrine dans certains cas, lorsqu'on la percute ou que l'on appuie pongitivement, soit entre les côtes, soit sur les côtes elles-mêmes ? N'y a-t-il pas chaleur vive de la bouche vers la base de la langue, chaleur également prononcée de l'air expiré et quelquefois même fétidité, que ce soit par la bouche ou par les naseaux ? La bouche n'est-elle pas souvent remplie d'une bave écumeuse et filante ? N'y a-t-il pas encore impossibilité de travailler ? N'y a-t-il pas également amaigrissement prompt et rapide des malades ? N'y a-t-il pas également difficulté très-grande et très-pénible de la locomotion ? Et ces diverses maladies n'ont-elles pas encore, toutes, une durée qu'on peut approximativement préciser ?

Mais certainement oui, et sans nul doute.

Or, si je suis entré dans cette courte digression, je prie surtout de croire qu'en me la permettant je n'ai nulle prétention de rien apprendre à personne au sujet de ces diverses maladies, mon seul but étant tout simplement de faire ressortir l'énorme différence qui existe entr'elles et celle dont je vais continuer à m'occuper.

16° Arrive enfin le tour de la *morve chronique tuberculeuse*.

Que se passe-t-il de particulier dans cette affection pour la faire promptement et immédiatement reconnaître alors qu'elle est curable ?

Eh bien! messieurs, rien de ce que je viens d'exposer concernant les diverses maladies dont je viens de faire l'énumération n'a jamais lieu lors du développement, ni même pendant l'existence de la morve chronique.

1° Celle-ci apparaît, se développe lentement, poursuit sa marche sans fièvre aucune, puisque le pouls reste fixement régulier, sans éprouver jamais la moindre altération, *symptôme pathognomonique et capital que personne n'a signalé jusqu'à moi*, et qui fixe à lui seul l'énorme différence qui doit la faire immédiatement reconnaître et apprécier à travers toutes celles qui pourraient la simuler un instant d'après un examen trop léger ou trop précipité, et la maladie parcourt toutes ses phases constamment ascendantes sans que le cheval ait l'air de s'en apercevoir, puisqu'il conserve toujours son appétit, sa gaîté, sa force, souvent même son embonpoint, et travaille comme celui qui jouit de la plénitude, de l'intégrité de toutes ses fonctions et avec l'apparence de la santé la plus parfaite, en en exceptant toutefois le jettage, le glandage, l'état chassieux des yeux, les errosions et les ulcérations répandues sur les pituitaires, ainsi que la couleur tantôt blafarde, tantôt jaunâtre de ses membranes, ce qui paraît ne l'importuner nullement.

Je ne m'occuperai pas de la description des diverses natures de jettage dans cette maladie, attendu qu'elles sont, dans la majorité des cas, communes aux autres affections précitées, au prorata des phases où elles se trouvent.

Voilà, je crois, d'énormes différences déjà signalées et incontestables partout; mais il en existe encore d'autres qu'on ne saurait impunément nier et que voici :

2° Les glandes qui apparaissent dans l'espace intermaxillaire, qui précèdent, qui accompagnent, qui suivent le jettage par un ou par les deux naseaux et qui appartiennent exclusivement au cachet de la morve chronique, offrent cette différence et cette particularité que nulle part on ne rencontre plus : c'est qu'elles se montrent brusquement, arrondies, dures, distinctes, circonscrites, sans chaleur, sans empâtement aucun des tissus qui les avoisinent; elles sont, dès leur apparition même, vivement douloureuses sur toutes les faces, et cette sensibilité si vive en principe sur leur périphérie seule, sans que les tissus voisins y participent nulle part dans aucun cas, diminue d'une manière d'autant plus prompte que leur insensibilité devient bientôt totale partout; leur dureté persiste constamment et va même en croissant jusqu'au moment de leur entière atrophie.

Alors elles ont déjà diminué de volume, se granulent, prennent une forme oblongue, se rapprochent de la face interne du maxillaire avec lequel elles paraissent vouloir faire corps intégrant par un épais et court pédoncule formé à leur base, résultant de l'engorgement, de l'induration, de l'oblitération ou du baillement des vaisseaux lymphatiques qui s'y rendent; mais dans aucun cas elles ne s'abcèdent surtout jamais.

Voilà leur tableau rapide, mais fidèle.

3° L'examen seulement physique du sang, tel que je l'ai publié depuis longtemps déjà, est encore un moyen bien certain de ne pas s'y tromper : une petite quantité de ce fluide, extrait de la jugulaire et lorsqu'il est coagulé, suffit pour bien se baser, attendu que dans aucune des autres affections ce phénomène n'a jamais lieu.

4° Cette maladie a, au contraire, de toutes celles précitées, une durée indéfinie que personne ne saurait préciser, puisqu'elle peut exister des années sur les chevaux qui en sont affectés.

Eh bien ! messieurs, encore une fois :

Le glandage qui, dans l'espace inter-maxillaire, précède, accompagne et suit le développement et l'état des autres affections de l'appareil respiratoire que j'ai signalées plus haut, a au contraire une marche totalement opposée et une terminaison complètement différente.

Il est ici, dans cette cavité, devancé par un empâtement général, chaud, douloureux sur tous les points, qui s'étend quelquefois sur les joues et qui ne permet pas même souvent l'appréciation des corps glanduleux malades ; l'engorgement va toujours en croissant, et la douleur et la chaleur deviennent toujours d'autant plus intenses, que le travail de l'abcédation s'avance et s'effectue, ou de lui-même, par les efforts de la nature tendant à éliminer la matière purulente qui y est contenue, ou bien par les secours de l'art.

Ainsi donc, après avoir si judicieusement et si clairement établi des différences si énormes et si appréciables partout, je crois avoir donné le signalement exact de la morve chronique, auquel il n'est désormais plus permis de se méprendre sans s'entacher d'entêtement regrettable et coupable à plus d'un titre, ou bien d'ignorance totale ou calculée sur cette maladie.

Partant de ce principe incontestable, je me demande alors par tout ce qui précède, comment peut-il encore exister aujourd'hui dans les régiments, des infirmeries portant enseigne : *chevaux douteux ?*

En présence d'une telle absurdité, je me crois fondé à insérer ici la réflexion suivante :

J'ai eu beau compulser tous les ouvrages *positifs* de médecine vétérinaire, comme aussi tous ceux de médecine humaine, ainsi que tous leurs longs catalogues, pour y rencontrer maladie douteuse.

J'y ai perdu et mon temps et ma peine ; nulle part je l'y ai vue inscrite, encore moins décrite, par la bonne raison qu'elle ne saurait exister bien certainement nulle autre part que dans un certain dictionnaire très-élastique du reste et qu'on appelle, si je ne me trompe, le *Répertoire de l'ignorance*, et certes jusqu'ici rien n'y a fait défaut.

Et ne sait-on pas, ou bien veut-on éternellement ignorer que tout cheval qu'on qualifie douteux, après un mûr et sévère examen (si jamais il a lieu), est, d'après ce que je viens d'en dire, bien réellement et dûment morveux ?

Et l'on viendra nous dire ensuite, avec certaine assurance, que beaucoup de chevaux douteux guérissent dans un espace de dix à douze jours !

Fi donc ! oh! pour le coup, je le nie et je répondrai fermement à cette argutie, toujours en la repoussant :

De deux choses l'une :

1° Si au bout de dix à douze jours un cheval qui a été qualifié douteux sort de cette infirmerie guéri, ce cheval était loin d'être douteux, et je l'affirme; car il n'aurait pu guérir en si peu de temps.

Je soutiens au contraire, et le plus simple bon sens

médical le commande encore, que ce cheval avait une tout autre affection, fort légère sans doute et tout-à-fait étrangère à celle-ci ; mais qui, jugée trop précipitamment comme trop superficiellement, aurait pu et même dû échapper à une première et trop légère appréciation ; mais qui, plus sérieusement explorée, aurait été infailliblement et très-positivement bien reconnue et établie.

Celui-là donc n'était ni douteux ni morveux.

2° Si au contraire le cheval véritablement douteux, position maladive qui, à mon avis comme à celui des hommes qui, comme moi, ont profondément étudié la matière, établit positivement et exactement qu'il était morveux ; celui-ci considéré un instant comme guéri par le seul effet de la stabulation, ne tardera pas à faire la navette de l'infirmerie à l'escadron et de l'escadron à l'infirmerie, d'où il ne sortira en définitive que pour courir à l'abattage.

Voilà son lot : donc il était morveux.

Or, au point où en sont les choses sur cette grave question, je vois clairement établi qu'on ignore toujours qu'un cheval affirmé douteux est réellement morveux, et à qui que ce soit que la faute en advienne, ce qui est facile à trouver, qu'il me soit permis d'émettre à cet égard un conseil salutaire qui ne saurait permettre d'alternative : c'est, dans ce cas, d'accourir bien vîte à l'école de la pratique expérimentale opiniâtre, longtemps suivie et sans se rebuter jamais ; parce que là seulement, on puisera des leçons plus positives et plus fructueuses que partout ailleurs.

Tels sont les motifs qui me font désirer que l'administration supérieure vienne, dans ses propres intérêts, mettre un terme à un si fâcheux état de choses, si mieux elle ne préfère voir annuellement grever le trésor et diminuer les ressources de l'industrie générale (ce dont il m'est permis, avec raison, de douter grandement.)

En vain objecterait-on qu'on ne saurait la guérir :

Je soutiens le contraire, et je crois avoir dit déjà assez suffisamment pourquoi.......

En vain objecterait-on le chapitre des dépenses :

1° Je répondrai que lorsqu'on la reconnaîtra au signalement précis que j'en ai donné plus haut, on pourra la guérir parfaitement par les moyens de facile application que j'indiquerai plus loin ; que les frais de médication ne sauraient guère dépasser la somme de cent francs par tête de cheval, nourriture non comprise ; puisque les chevaux qui en sont atteints la reçoivent également à l'infirmerie ridicule des douteux.

2° Que si l'on calcule maintenant ce que coûtent les chevaux de cavalerie de tout arme rendus aux escadrons et prêts à entrer en campagne, on y verra, si je ne me trompe, que leur prix de revient, les uns dans les autres, se monte à plus de treize cents francs ; que désormais ils coûteront peut-être encore plus cher et que dès lors tout le monde restera convaincu, comme moi, qu'il y a incontestablement pour le trésor un bénéfice immense sur la masse, à les traiter convenablement lorsqu'il est temps encore de les guérir.

Les mêmes motifs sont également applicables aux chevaux infiniment plus nombreux et très-souvent plus coûteux encorę, qui se trouvent répandus sur le sol de la France entre les mains de l'industrie générale.

Je ne saurais clore cet article sans y insérer la juste réflexion qui suit :

J'avoue hautement et je soutiens fermement que tant qu'en France on persistera par des motifs quelconques dans l'entêtement et l'acharnement à ne vouloir pas sortir de l'ornière étrange où l'on est encore concernant cette question au double point de vue médical, le trésor et l'industrie générale chevaline resteront toujours loin et bien loin d'y retrouver leur compte, chacun en ce qui le concerne, et se trouveront conjointement écrasés sous le poids de cette fâcheuse conséquence.

CHAPITRE III.

Il n'est peut-être pas de maladie à laquelle on ait attribué un plus grand nombre de causes qu'à la morve chronique.

Je les ai toutes compulsées et comme je les connais toutes, en peu de mots je vais les résumer dans leur ensemble et je dirai : que tout ce qui, par sa tendance et ses effets, est de nature à altérer le sang, au point de diminuer le calibre, la consistance et le nombre des globules de ce fluide, est incontestablement capable de produire la morve chronique du cheval, sans préjudice encore à beaucoup d'autres maladies asthéniques qu'il n'entre pas dans mon sujet de désigner ici.

Conséquemment, elle est donc plus généralement produite par des causes accidentelles et non hygiéniques, que par la prédisposition originelle qui, lorsqu'elle existe, ne saurait dans tous les cas voulus qu'aggraver la situation.

CHAPITRE IV.

Par deux publications : la première en 1838, la seconde en 1841, j'avais fixé son cachet héréditaire par plusieurs observations pratiques positives, comme aussi par des expériences ultérieurement faites et réitérées à ce sujet, et qui l'ont publiquement prouvé.

La *science* a, du reste, depuis cette époque adopté la profonde vérité de mon opinion et des faits authentiques à cet égard, parce qu'ils étaient trop bien basés et établis pour pouvoir désormais n'être plus contestés par personne. En conséquence j'y renvoie, sans vouloir plus m'en occuper jamais.

CHAPITRE V.

Par ces deux publications précitées, j'avais également prouvé que cette maladie ne portait avec elle aucun cachet contagieux à cause de sa nature; mais dans la seconde, qui date de **1841**, désirant, dans l'intérêt de mon pays, voir couler promptement cette question à fond, je proposai à tous les corps scientifiques en cette matière, non seulement de la France mais de l'Europe entière, deux paris :

1° Un pari de seize cent quarante francs par mois, que mon cheval placé pendant tout ce temps entre des chevaux atteints de morve chronique, ne contracterait pas la maladie.

2° Un pari de dix mille francs par mois en même temps, que je ne la contracterais pas non plus moi-même me soumettant et m'obligeant de coucher constamment à l'écurie à côté d'un cheval morveux et tout-à-fait rapproché de mon lit; de le soigner constamment moi-même; de ne pas le quitter ni jour ni nuit; de vivre pendant tout ce temps dans la même atmosphère que lui, et pour qu'on ne puisse pas alléguer qu'on ne peut juger sur un fait isolé, j'offrais de répéter ces deux expériences jusqu'à vingt fois consécutives et plus si on le désirait, toujours et chaque fois aux mêmes conditions de part et d'autre.

Un silence général a répondu jusqu'à ce jour encore à mon loyal défi comme à mon généreux dévouement. Honte à eux !

Ainsi, ni écoles vétérinaires, ni académies de médecine, ni institut de France, pas plus que tous les autres corps scientifiques étrangers, n'osèrent accepter ni l'un ni l'autre de ces deux paris.

Honte encore une fois à eux tous !

Donc, ces fameux phraseurs contagionistes, tristes fabricants de théories inapplicables partout, prirent dès lors tacitement tous ensemble pleine et entière condamnation sur ce point de science *pratique*, dont la solution m'appartient depuis cette époque, attendu que leur silence obstiné depuis tant d'années ne saurait jamais être compris autrement nulle part que comme un assentiment général dû et donné à la vérité.

CHAPITRE VI.

Je ne toucherai pas à la question si importante des soins hygiéniques généraux et particuliers dont les chevaux doivent être constamment entourés dans cette situation maladive. La commission supérieure d'hygiène générale établie auprès de M. le Ministre de la guerre, doit savoir parfaitement bien ce qu'elle a à faire et à indiquer sous ce rapport.

J'observerai seulement en passant que je tiens les malades constamment sur une bonne litière, enveloppés nuit et jour de deux fortes et bonnes couvertures en laine, violemment bouchonnés deux fois par jour, que je les expose à l'insolation aussi longuement que possible lorsque la saison et le temps le permettent, et à la promenade tous les jours, au pas, pendant une ou deux heures environ, les jours pluvieux exceptés.

Il ne m'appartient donc pas de m'en occuper plus longuement, attendu que le but constant de tous les efforts de cette commission est de chercher, par tous les moyens possibles, à prévenir l'irruption de cette maladie, et elle a d'autant plus raison d'en agir ainsi, que s'il y a quelque mérite à guérir une maladie aussi grave, développée sur une échelle quelconque, il en existe un bien plus grand encore et bien plus préférable aussi : c'est celui de la prévenir.

Mais comme la chose n'est toujours pas possible, que malgré toutes les précautions prises comme tous les bons conseils donnés pour atteindre ce but, le tout devenant impuissant et la maladie apparaissant quand même, il convient alors d'avoir recours à une médication qui puisse la guérir, fort heureux si on la possède.

Ainsi, après avoir résolu et fixé depuis bien des années déjà la question du siége spécial de la morve chronique, sa nature, son hérédité et sa non-contagion dans son état normal, il ne me reste plus à m'occuper désormais que de tracer ici l'historique du traitement qu'il convient de lui opposer, celui dont j'ai retiré les succès les plus complets. C'est le dernier devoir que je veux remplir sur cette question.

CHAPITRE VII.

TRAITEMENT.

Pendant environ quarante ans que j'ai constamment expérimenté, presque toujours à mes frais, pour pouvoir parvenir à guérir la morve chronique, écueil devant lequel sont venues jusqu'à aujourd'hui même se briser toutes les *théories* de médecine vétérinaire, j'ai dû pendant longtemps, et je l'avoue ici bien sincèrement, tâtonner et essayer de toute espèce de médication et de traitement, le tout souvent même irrationnellement, j'en conviens; mais c'est là le propre de tous ceux qui cherchent et c'est également encore la preuve d'une opiniâtreté que rien n'a pu ni décourager, ni rebuter jamais, à la poursuite de cette haute question nationale, au point de vue de l'industrie générale chevaline.

Je ne mentionnerai pas ici de nombreuses guérisons obtenues et déjà publiées depuis bien des années, tant sur des chevaux appartenant à divers propriétaires, que sur ceux que j'avais achetés malades dans le but de chercher à les guérir; je me renfermerai tout simplement aujourd'hui à établir seulement ici, pour terme de comparaison, la différence des résultats atteints sur des chevaux appartenant à deux administrations différentes et à des époques éloignées les unes des autres, vu que le traitement n'étant pas le même pour les deux expérimentations, il a dû y avoir conséquemment vis-à-vis de la dernière une grande disproportion sur le nombre des animaux guéris; que du reste ces expériences ne peuvent être révoquées en doute par personne, puisqu'elles se sont opérées au sein même de ces deux administrations et sous les yeux de tout le monde.

1° *Expériences tentées sur des chevaux militaires, alors que j'appartenais au haras de Rosières.*

Ainsi en 1838 et 1840, M. le Ministre de la guerre me confia quinze chevaux de troupe, morveux, dont dix à mes frais, à Nancy, et cinq aux frais de son département, à Lunéville.

Je prie surtout de ne jamais perdre de vue qu'à cette époque si rapprochée de nous, la docte *science vétérinaire* établissait et reconnaissait encore trois degrés à cette maladie; degrés...... que je démolis alors à tout jamais par mes deux publications de ces deux diverses époques, où étaient consignées la force du raisonnement, tout aussi bien que celle de l'évidence la plus palpable et la plus positive.

Qu'on juge dès lors avec ce mauvais vouloir général, plein d'ignorance totale, de l'état où se trouvaient les chevaux sur lesquels j'étais appelé à expérimenter!

Mais quoique connaissant moi-même leur position maladive déjà par trop avancée et le piége machiavélique qui m'était tendu, je les mis en traitement quand même; aussi ne pus-je jamais obtenir dans ces deux épreuves que la guérison du cinquième des malades.

Ce résultat ne pouvant satisfaire M. le Ministre, qui devait dès cet instant m'engager à poursuivre mes investigations, et c'était son devoir, la question au contraire en resta là, sur les avis de quelques faiseurs de l'époque totalement intéressés à m'élaguer, connaissant mon opiniâtreté à poursuivre plus loin.

Malgré tout ce que j'éprouvai alors d'indignation et de mépris pour de tels hommes, devant l'abandon d'une affaire aussi grave, je n'en continuai pas moins pour mon propre compte de nouvelles expériences, pensant que le temps et les circonstances pourraient peut-être un jour me devenir plus favorables à poursuivre mon dessein et à arriver au but que je désirais : je ne me trompais pas.

Mais pendant ces huit années, où je dépensai une certaine somme d'argent qui m'imposa plus d'une privation, je fis du chemin, je modifiai et changeai en grande partie mon système général de traitement, dont je devais rester sûr désormais, et j'en continuai l'application sur des chevaux appartenant à l'administration des haras ; voici comment :

2° *Expériences décisives de mon nouveau traitement sur des animaux d'un grand prix appartenant à l'administration des haras à laquelle j'ai l'honneur d'appartenir encore aujourd'hui.*

1° Le 11 juillet 1849, M. le Ministre de l'agriculture et du commerce me fit venir d'Aurillac à Paris pour donner des soins à l'étalon *Gladiator*, atteint de morve chronique et de farcin dans le bas des membres postérieurs, depuis environ quatre mois.

Ce cheval avait été acheté en Angleterre par M. de La Place, agent général des remontes des haras et inspecteur général, pour la somme de 63,000 fr.

Soumis à mon traitement, cet étalon fut radicalement guéri au bout de quatre mois, n'a jamais rechuté, a donné depuis cette époque grand nombre de bons produits, dont la plupart a déjà avantageusement figuré sur divers hippodromes de France, non compris ceux qui s'y présenteront de nouveau, et il est encore bien portant aujourd'hui, sous ce rapport, au dépôt impérial d'étalons du Pin (Orne).

2° Dans le courant de janvier 1852, la belle jument arabe, *Nedjia*, provenant du haras de St-Cloud, où elle avait été séquestrée pendant plus d'un an, dans une petite écurie du parc, à cause de son jettage chronique qu'aucune médication n'avait pu arrêter, fut envoyée au haras de Pompadour avec recommandation expresse à M. le directeur de cet établissement, par lettre ministérielle en date du 28 du même mois, de prendre toutes les précautions nécessaires pour garantir de toute contagion le troupeau des juments arabes existant au haras et de tenir son excellence au courant de la marche de la maladie dont la jument *Nedjia* était affectée.

Le voyage avait augmenté le jettage, l'induration et l'adhérence des glandes dans l'espace inter-maxillaire, plus développé le chancrage miliaire et l'épaississement des pituitaires, dont l'aspect était jaunâtre.

Tout cela était une affaire de règle.

Arrivé le 15 mars suivant à cet établissement et la trouvant dans ce dégoûtant état, j'adressai immédiatement à M. le directeur, pour être transmis à M. le Ministre, un rapport détaillé de la situation maladive de cette jument, dont l'examen démonstratif fut fait devant lui.

Elle entra en traitement le 20 du même mois, et fut complétement guérie à la fin de juin, même année. Je l'ai laissée bien portante encore, sous ce rapport, à la fin de novembre 1853, époque à laquelle, pour des motifs sérieux de santé et sur l'avis des médecins, je fus dans la nécessité forcée de quitter le haras de Pompadour pour rentrer dans mon pays natal.

3° Le 16 novembre 1852, arriva à Pompadour la belle jument poulinière *Sâmha*, venant de Mosoul avec un convoi d'autres juments également achetées en Perse, par M. Pétiniaud, inspecteur général des haras pour la division de l'Ouest.

Cette jument, horriblement couverte de cicatrices produites par l'application du feu sur tout le corps et les membres, et dans un état de maigreur, de marasme et d'étisie difficile à dépeindre, avait été vendue par Abdéraman, sheik de la tribu des Abou-Suleïman, et livrée malade et jetteuse par ce chef. Elle fit le voyage de Mosoul à Pompadour sans se coucher jamais, par deux raisons, je pense : la première, parce qu'elle n'aurait pu respirer couchée ; la seconde, c'est que son état de faiblesse générale et de consomption n'aurait pu lui permettre de se relever sans secours.

Comme la première, elle portait dans l'espace intermaxillaire des glandes indurées, granuleuses et adhérentes, jetait abondamment par les deux naseaux une matière grisâtre, grumeleuse fortement adhérente; les yeux étaient remplis d'une chassie abondante, les pituitaires étaient épaissies, jaunâtres et couvertes de chancres miliaires, résultats de tubercules passés à l'état de ramollissement. Examen démonstratif de tous les symptômes ci-dessus énumérés fut fait en présence de M. le directeur du haras, et le rapport de la situation maladive de cette jument fut immédiatement adressé par lui à M. le Ministre.

Quelques jours après, M. de La Place, inspecteur général des haras pour la division du Midi, arriva à Pompadour, vit, examina cette jument de très-près et la trouvant en si piteux état, conseilla, pour en finir avec elle, un moyen fort expéditif et radical du reste, celui de lui camper une balle dans l'oreille. Telles sont ses propres expressions.

Ne partageant pas son avis, malgré qu'elle ne m'offrait presqu'aucune chance de guérison, mais la trouvant si distinguée, si rare à trouver dans sa race et pensant qu'elle avait dû coûter beaucoup d'argent, je la soumis au même traitement à l'aide duquel j'avais déjà guéri *Gladiator* et *Nedjia*.

Au bout de quinze jours de médication, *Sâmha* qui ne ne s'était pas encore non plus couchée depuis son arrivée à Pompadour, commença à se coucher sur le côté gauche, vingt jours plus tard sur le côté droit, ce qui me prouva, comme je l'avais songé à juste titre, que les tubercules qui, de préférence, avaient envahi le haut des poumons, commençaient à disparaître, et allant toujours de mieux en mieux, elle fut radicalement guérie au 1er avril suivant, resta pendant tout ce mois en observation et rentra à la jumenterie le 1er mai, où elle est encore aujourd'hui parfaitement bien portante.

M. le lieutenant général Lepelletier-Descarrières, inspecteur général des dépôts des remontes et membre de la commission supérieure des haras, l'a vue à son passage à Pompadour, dans le courant d'octobre 1853, parfaitement bien portante et radicalement guérie.

Voilà donc trois cas de guérison obtenus contre trois cas de la même maladie, accomplis au sein de la même administration et sous les yeux de tout le monde; ce qui me paraît former un complément solide sur la valeur du traitement; et pour preuves irrécusables, on peut s'en assurer auprès de l'administration des haras, en consultant les rapports et les états sanitaires mensuels de ces diverses époques, relatifs à ces animaux.

J'en ai également en main les preuves les plus positives.

Or, si une commission scientifique quelconque est jamais appelée à donner son opinion sur ces trois résultats encore pleins de vie, et qu'elle n'en soit pas satisfaite, je la supplie humblement de faire mieux que moi, et désormais il ne lui restera plus à y ajouter par elle-même : que......... de tout guérir ! ! !

Alors, personne plus ne mourra; mais je l'en défie; car, d'ici là, il y aura aussi pour elle la distance immense de........... l'impossible ! !

Quelqu'un me demandera peut-être encore d'expliquer l'action physiologique de ma médication.

Je répondrai tout modestement avec elle : je guéris.

Et s'il m'était permis, à mon tour, de demander à de plus savants que moi d'expliquer eux-mêmes l'action physiologique de la quinine contre les fièvres intermittentes et autres, comme encore contre tant d'autres affections diverses de l'appareil digestif; d'expliquer également l'action physiologique du mercure contre la siphilis, etc., etc., etc., et ainsi de suite.

Que me serait-il également répondu ?

Nous guérissons avec.

Dès-lors, toute dissertation de théorie tomberait frappée d'impuissance, en présence de faits de guérisons nombreuses accomplies par l'expérience et la pratique. L'embarras serait grand de part et d'autre; et de là partant, nous devons réciproquement nous considérer complètement quittes par d'égales raisons; d'où l'on peut tristement conclure, mais avec assurance, à la conséquence malheureuse pour l'humanité que lam édecine, quelle qu'elle soit, ne fut et ne sera probablement jamais une science exacte.

Or, comme la morve chronique du cheval est incontestablement une maladie de consomption, le traitement qui doit lui être opposé doit porter sur deux points principaux :

1° L'alimentation; 2° la médication.

ALIMENTATION.

Nota. — Une nourriture sèche et confortable est ici indispensable; seule, elle convient dans cette situation maladive.

Toute alimentation humide nuit d'autant plus aux malades (et j'en ai fait de nombreux essais), que leur sang manquant de richesse, elle les conduit inévitablement à une mort certaine, dans un temps donné, mais non éloigné.

Ainsi, la ration journalière des malades compris dans la catégorie de la taille et de la force des chevaux de hussards, chasseurs, lanciers et dragons, se compose comme il suit :

1° Avoine, première qualité .... 3 kil.

Orge en grains, bonne qualité .... 2 kil.

Ces grains mêlés ensemble dans le coffre.

Ce mélange doit être distribué ainsi :

1 kilogramme le matin à jeun ;

1 kilogram. 500 gram. après que les chevaux ont bu ;

1 kilogram. à midi ;

1 kil. 500 gr. le soir, après que les chevaux ont bu.

2° Foin, première qualité, 5 kil. donnés en trois repas :

1 kilog. 500 gr. après l'avoine du matin et avant de leur donner à boire ;

1 kilog. 500 gr. après l'avoine de midi ;

2 kilog. le soir, avec 2 kilog. de paille de froment après qu'ils ont bu et mangé leur troisième avoine.

Nota. — Néanmois, je dois observer toutefois que je n'indique ici dessus que le terme moyen de la ration alimentaire des malades dans la pluralité des cas, laissant à l'appréciation des praticiens le soin de l'augmenter comme ils l'entendront, en face de la taille, de la force, de l'appétit et des besoins présumés des chevaux qu'ils seront appelés à traiter.

BOISSON.

Eau commune pour toute la journée, 20 litres et pas davantage :

10 litres le matin ;

10 litres le soir.

MÉDICATION.

1° On jette dans l'eau destinée à abreuver les malades, après l'avoir préalablement fait fondre dans un demi-litre d'eau bouillante,

Borate sur saturé de soude rafiné :

20 grammes le matin ;

20 grammes le soir.

Nota. — J'ai voulu quelquefois dépasser cette dose ; mais je me suis aperçu que l'astriction intestinale devenait telle, que les crottins secs et durs ne représentaient tout au plus que la moitié du calibre des crottins du cheval bien portant. J'ai donc été obligé de redescendre à la dose que j'indique ici, pour éviter une constipation peut-être opiniâtre et surtout le resserrement trop fort de l'intestin, et je m'en suis constamment bien trouvé par les résultats.

J'indique cette substance, malheureusement trop abandonnée sans raisons valables, comme très-capable de détruire les tubercules encore à l'état de crudité répandus sur divers points de l'économie générale; et j'ai la certitude qu'il en est ainsi, non seulement sur le cheval affecté de morve chronique ou de phthisie pulmonaire, mais encore sur l'espèce porcine affectée de la ladrerie. De nombreuses expériences tentées sur cette dernière espèce d'animaux domestiques, me l'ont constamment et suffisamment prouvé, la leur ayant administrée à des doses beaucoup plus infimes, il est vrai, mais ayant par son secours toujours obtenu des guérisons radicales que l'autopsie constatait.

Je dois avouer ici que cette maladie du cochon (la ladrerie ou cachexie tuberculeuse) m'a, par analogie, entraîné à expérimenter cette substance sur le cheval atteint de la morve chronique.

A ce sujet, je soutiens que ce médicament, qui n'est guère employé en médecine humaine que comme collutoire, dans les cas de scorbut, d'ulcères siphilitiques ou scrofuleux, sur les gencives et à la gorge, de phthisie laryngée et pharyngée, et qui, dans ces diverses circonstances, a souvent et très-souvent produit de très-heureux effets, deviendrait d'un bien plus puissant secours encore contre la phthisie pulmonaire, en l'introduisant en boisson dans l'économie, à des doses voulues, mais surtout en temps opportun : je veux dire lorsque la maladie commence. Malheureusement pour les malades, le médecin n'est presque jamais appelé à cette époque, et l'on attend toujours que des lésions plus ou moins profondes se soient déjà dessinées pour avoir recours à ses lumières. L'on conçoit facilement alors pourquoi cette maladie fait annuellement partout, et sous toutes les latitudes, un si grand nombre de victimes. Il en serait tout autrement si l'on s'y prenait plus tôt.

Je laisse à de plus érudits et à de plus compétents que

moi en médecine humaine, conséquemment à qui de droit, le soin d'en déduire les conséquences et d'en fixer les résultats, après des expériences suivies et consciencieusement faites, et si je me permets d'émettre ici mon avis, c'est qu'il est l'expression de mon intime et profonde conviction, attendu qu'un de mes amis, jeune encore, abandonné par les médecins, voulut en essayer, et son usage, quelque temps continué, l'a parfaitement guéri. Du reste, cette substance n'a rien de toxique.

2° Tous les jours, à dix heures du matin, j'administre aux malades l'opiat suivant :

Iodure de potassium..........	12	grammes.
Oxisulfure d'antimoine.........	10	—
Camphre pulvérisé par l'alcool..	10	—
Nitrate de potasse............	16	—
Poudre d'écorce de chêne.......	100	—
Poudre de gentiane...........	100	—

Miel, quantité suffisante pour former l'opiat.

Je continue l'usage journalier de cet opiat jusqu'à ce que le jetage a changé de nature, qu'il prend un aspect plus muqueux, qu'il tombe en mèches à teinte claire, que les muqueuses se colorent vivement et que l'économie générale me paraît suffisamment surexcitée, ce qui n'est pas long.

Alors je suspends brusquement pendant quelques jours, jusqu'à ce que le calme général est rétabli; je recommence ensuite en n'employant d'abord que la moitié de la dose de chaque substance ci-dessus indiquée, et je finis au bout de six à huit jours par arriver aux mêmes doses qu'en principe, que je suspends encore une seconde fois par les mêmes motifs, s'ils ont lieu, ce qui est rare.

Alors on s'aperçoit d'une amélioration générale partout; on peut juger par là que l'on a bien agi, et lon continue désormais ainsi jusqu'à presqu'entière cessation des symptômes les plus prépondérants.

Néanmoins, l'on ne doit jamais dans aucun cas cesser l'usage du borate sursaturé de soude dans la boisson journalière des malades.

3° Je ne cautérise jamais les chancres des pituitaires, le traitement général les faisant disparaître, et quand aux glandes existant dans l'espace inter-maxillaire, j'en obtiens toujours la résolution à-peu-près totale par quelques frictionsfaites avec le topique Terrat, qu'on réitère au prorata des besoins.

Comme on le voit, il est inutile et même ridicule d'en faire l'extraction, attendu que n'étant elles-mêmes qu'un effet local, qu'une conséquence locale forcée d'une maladie générale qui guérit, peu importe ici une partie de leur présence par atrophie ou leur disparition totale, ne pouvant elles-mêmes reproduire une maladie générale qui n'existe plus.

FUMIGATIONS.

4° Dans le but (jusqu'ici constamment obtenu) de cicatriser les tubercules de tout l'appareil respiratoire passés à l'état de ramollissement, qui provoquent et qui entretiennent le jetage par les naseaux, je fais trois ou quatre fois par jour dans l'écurie des malades, au moyen d'une bassinoire garnie de braise, brûler de l'encens pulvérisé, jusqu'à ce que le local, fermé aussi hermétiquement que possible pour ne pas permettre à la vapeur de s'échapper, soit rempli d'une fumée très-épaisse, afin qu'ils vivent presque constamment dans cette atmosphère d'encens, réduit ainsi à l'état vaporeux.

Je continue toujours ainsi jusqu'à ce que le jetage est réduit à *minima* et presque nul par la cicatrisation avancée des tubercules suppurants; enfin je termine la cure par des fumigations également très-fortes et en même nombre par jour, de camphre pulvérisé.

Qu'on veuille bien ne pas perdre de vue que ces fumigations sont faites avec des substances résineuses ou gommo-résineuses, pures de tout mélange avec d'autres substances capables de nuire aux malades; parce qu'à l'appui de leur valeur incontestable je dois établir ici une comparaison sérieuse qui mérite attention.

Je viens soutenir que leur emploi contre la phthisie tuberculeuse de poitrine chez les animaux comme chez l'espèce humaine, conduirait également aux mêmes résultats, malgré que cette maladie dans les deux espèces affecte des formes différentes; mais elle n'en a pas moins la même origine (la pauvreté du sang), soit qu'on le considère au point de vue accidentel, soit qu'on le considère encore au point de vue originel, ou par vice de conformation ou de constitution, attendu que leur terminaison est constamment la même : la consomption générale et la désorganisation identique des mêmes viscères et organes essentiels à la vie.

Je crois être d'autant plus fondé dans mon raisonnement, qu'il ne s'agit que de reproduire ici, sous ce rapport, ce qui se passe ou ce que font exécuter les médecins de l'espèce humaine, soit en Italie, à Naples et ailleurs : l'on comprendra aisément alors leur différence d'action comme de résultats.

Ils placent d'abord les malades dans de très-petits appartements, où ils font brûler des bois résineux, pour que ces malheureux puissent respirer la vapeur de la résine, dans le but d'obtenir la cicatrisation des tubercules suppurants établis et disséminés sur divers points de l'appareil respiratoire et qui tendent à la désorganisation constante de ces viscères.

Ces médecins prouvent déjà, par là, que la résine réduite à l'état gazeux est donc capable d'exercer une influence salutaire sur ces organes; quoiqu'il soit vrai de dire que s'ils n'en obtiennent pas toujours ce qu'ils en espèrent, cela tient, à n'en pas douter, à ce que lorsque ces phthisiques se rendent auprès d'eux, leur situation maladive est, dans la majorité des cas, déjà par trop avancée.

Mais en supposant même qu'il en fût autrement, les malades n'en seraient pas plus heureux, parce que MM. les médecins de ces divers parages n'ont probablement pas réfléchi que ces fumigations ne peuvent qu'aggraver le fâcheux état des malades, par la raison toute simple qu'il est constant et reconnu partout que ces bois, comme tous les autres, contiennent une grande quantité d'acide pyroligneux qui, par la combustion des corps qui le renferment, passe à l'état gazeux, se mélange identiquement à la vapeur de la résine, fait corps intégrant avec elle; les malades respirent également ces deux corps ensemble combinés, dont les effets leur sont d'autant plus pernicieux que tout le monde médical connaît suffisamment, je pense, l'action meurtrière des acides sur les phthisiques, puisque leur ingestion à l'état gazeux dans les poumons provoque la phthisie pulmonaire en très-peu de temps, chez l'homme même bien portant soumis à la continuité de leur action.

Pour preuves et pour en avoir une idée juste, il faut se transporter un instant dans les grandes salines de Dieuse (Meurthe).

Là, l'on fabrique des quantités énormes d'acide sulfurique, nitrique et muriatique; mais les hommes qui sont préposés à leur confection, ne peuvent résister à ce travail plus de trois ans ou de quatre ans au maximum.

Ils meurent tous, ou presque tous, de la phthisie pulmonaire, provoquée par la vapeur des acides qui s'échappe des fourneaux dont ils sont chargés d'entretenir le feu, malgré son mélange avec l'air ambiant et malgré même que ces malheureux aient la bouche constamment garnie d'un fort peloton de chanvre, qu'ils ont pourtant le soin de renouveler très-souvent pour paralyser l'effet de la vapeur qu'ils sont forcés d'ingérer, non comprises encore d'autres précautions tout aussi inutiles.

Comment serait-il donc possible alors que des phthisiques de longue date, soumis, comme je l'ai dit plus haut, à l'action de l'acide pyro-ligneux à l'état vaporeux, quoique mitigé par le gaz résineux, puissent ne pas succomber à son influence délétère, alors que des hommes sains, jeunes, pleins de force, de vigueur et de santé, ne peuvent se garer des funestes effets d'acides, également rédoits à l'état gazeux par la combustion des corps qui les renfermaient et malgré même encore leur mélange avec l'air ambiant?

Je ne saurais clore ce travail qui, en apparence léger, n'en est pas moins très-profond, sans y ajouter une dernière réflexion que je crois extrêmement judicieuse et que je livre à l'appréciation de la *science pratique*.

J'ai dans mon intime et profonde conviction que le système général de traitement que j'indique ici contre la morve chronique tuberculeuse du cheval, pourrait, avec des modifications arrêtées par la science pratique et expérimentale, et au prorata de l'état des sujets, devenir d'un très-puissant secours contre la phthisie tuberculeuse générale ou locale chez l'espèce humaine; que, prise à temps, elle pourrait être également curable sous toutes les latitudes, et tout aussi bien à Moscou qu'en Italie, à Naples et ailleurs, où les phthisiques de toutes les nations accourent annuellement en si grand nombre, dans l'espoir trompeur de récupérer la santé dans ces climats si doux, alors qu'ils n'y rencontrent définitivement devant eux, pour mettre le comble à leurs longues souffrances, que l'immense hécatombe, dernier refuge de tous les infortunés phthisiques qui les ont précédés, et dans laquelle ils doivent à leur tour descendre quand même et pour toujours!

P. S. — Quelles que soient les velléités de la *science théorique* concernant la question toute pratique que je viens de traiter, j'ai l'honneur de la prévenir que, ne voulant avoir avec elle aucune espèce de polémique, je resterai constamment renfermé dans le silence le plus absolu.

www.ingramcontent.com/pod-product-compliance
Ingram Content Group UK Ltd.
Pitfield, Milton Keynes, MK11 3LW, UK
UKHW021947260726
13994UKWH00004B/1593